BEI GRIN MACHT SICH IHR WISSEN BEZAHLT

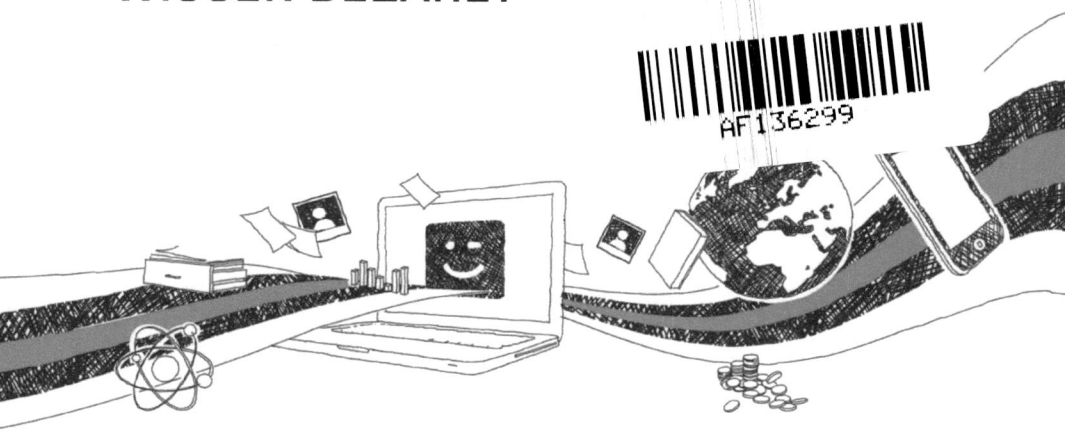

- Wir veröffentlichen Ihre Hausarbeit,
  Bachelor- und Masterarbeit

- Ihr eigenes eBook und Buch -
  weltweit in allen wichtigen Shops

- Verdienen Sie an jedem Verkauf

Jetzt bei www.GRIN.com hochladen
und kostenlos publizieren

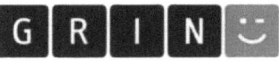

Interdisziplinäres Gesundheitsmanagement. Analyse des Gesundheitsproblems Diabetes Mellitus Typ 2

K. Becker

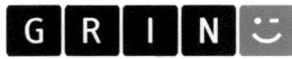

Bibliografische Information der Deutschen Nationalbibliothek:

Die Deutsche Nationalbibliothek verzeichnet diese Publikation in der Deutschen Nationalbibliografie; detaillierte bibliografische Daten sind im Internet über http://dnb.d-nb.de abrufbar.

ISBN: 9783346674869
Dieses Buch ist auch als E-Book erhältlich.

Das Buch bei GRIN: https://www.grin.com/document/1245616

Deutsche Hochschule für

Prävention und Gesundheitsmanagement

Hermann-Neuberger-Sportschule 3

66123 Saarbrücken

Projektarbeit

Studiengang	Gesundheitsmanagement
Studienmodul	Interdisziplinär Gesundheitsmanagement
Datum Präsenzphase (siehe Ergebnisdokumentation)	15.11. - 17.11.2021
Projektthema	Arbeitsgruppe 2
Aufgabenstellung	Arbeitspaket 1

Inhaltsverzeichnis

1 Analyse Gesundheitsproblem Diabetes mellitus Typ 2

Die folgende Projektarbeit beinhaltet relevante Informationen zur aktuellen Lage des chronisch progredienten Erkrankungsbilds Diabetes mellitus Typ 2 mit Bezug zum Saarland.

Mit der Darlegung krankheitsbedingter Kosten im Zusammenhang mit Diabetes mellitus Typ 2, der entsprechenden Risikopopulation, Risikofaktoren und gesundheitsrelevanten Verhaltensweisen werden Handlungsempfehlungen lebensstilbezogener Diabetesprävention erarbeitet. Veranschaulicht wird die Gliederung in der nachfolgenden Abb. 1.

INHALTSVERZEICHNIS

- 1.1 Krankheitsbedingte Kosten im Zusammenhang Diabetes mellitus Typ 2

- 1.2 Risikopopulation, Risikofaktoren und gesundheitsrelevante Verhaltensweisen

- 1.3 Wirksamkeit und Handlungsempfehlungen lebensstilbezogener Diabetesprävention

- 1.4 Präventionspotenzial

Abb. 1: Gliederung der Bedarfsanalyse und Präventionsstrategie, Auszug PowerPoint Präsentation "Diabetes mellitus Typ 2 Saarland" (Eigene Darstellung)

Zur Ausarbeitung und Präsentation der Daten und der Präventionsstrategie zum Diabetes mellitus Typ 2, im Sinne des regionalen Arbeitskreises „Diabetesprävention Saar", wurde eine umfassende PowerPoint Präsentation erstellt.

Im weiteren Verlauf wird zur besseren Lesbarkeit der Begriff Diabetes mellitus Typ 2 mit der offiziellen Abkürzung „NIDDM" analog verwendet. NIDDM steht für „non insulin dependent diabetes mellitus", zu Deutsch nicht insulinabhängiger Diabetes mellitus.

1.1 Krankheitsbedingte Kosten im Zusammenhang mit Diabetes mellitus Typ 2

Die laufenden Gesundheitskosten für NIDDM kalkulieren sich aus den direkten Kosten und den indirekten Kosten und wird durch die Dunkelziffer noch nicht offiziell diagnostizierter Fälle maximiert. Veranschaulicht wird dies in Abbildung 2.

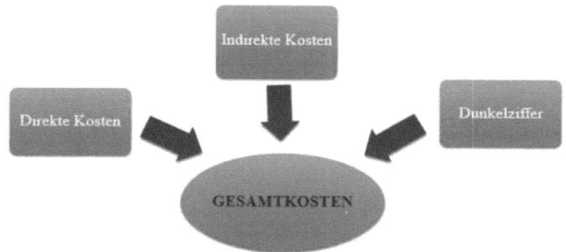

1.1 KRANKHEITSBEDINGTE KOSTEN IM ZUSAMMENHANG MIT DIABETES MELLITUS TYP 2

Abb. 1: Gesamtkostenkalkulation Diabetes mellitus Typ 2 in Deutschland (Eigene Darstellung)

Abb. 2: Gesamtkalkulation Diabetes mellitus Typ 2, Auszug PowerPoint Präsentation "Diabetes mellitus Typ 2 Saarland" (Eigene Darstellung)

Die direkten Kosten beziehen sich auf die stationäre und ambulante Versorgung, benötigte Arzneimittel, Rehabilitationen und auch Heil- und Hilfsmittel (Kähm, Stark, Laxy, Schneider & Leidl, 2019).

Vergleicht man die direkten Gesundheitskosten gesetzlich Versicherter mit einer NIDDM Diagnose mit jenen ohne Erkrankung wird ein deutlicher Unterschied sichtbar, wie der nachfolgende Präsentationsauszug zeigt (Abb. 3).

1.1 KRANKHEITSBEDINGTE KOSTEN IM ZUSAMMENHANG MIT DIABETES MELLITUS TYP 2

DIREKTE KOSTEN

(Kähm, Stark, Laxy, Schneider & Leidl, 2019)

Versicherter mit Diabetes mellitus Typ 2:

→ 4.727€

- stationäre Versorgung
- ambulante Versorgung
- Arzneimittel
- Rehabilitation
- Heil- und Hilfsmittel

Im Vergleich Versicherter ohne Diabetes:

→ 2.196€

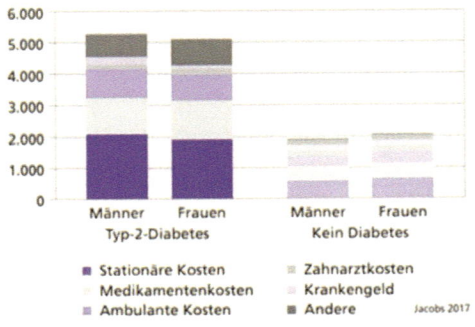

Abb. 2: Kosten in verschiedenen Bereichen des Gesundheitssystems nach Geschlecht im Jahr 2010 (Jacobs et al., 2017; DDG, 2020)

Abb. 3: Direkte Kosten Diabetes mellitus Typ 2, Auszug PowerPoint Präsentation "Diabetes mellitus Typ 2 Saarland" (Eigene Darstellung)

Im „Deutscher Gesundheitsbericht Diabetes 2021", welcher von der Deutschen Diabetes Gesellschaft (DDG) veröffentlicht wurde, sind die Kosten der Versicherten des Jahres 2010 graphisch gegenüber gestellt (DDG, 2020; Jacobs et al., 2017). Als größter Kostenfaktor wurden die stationären Kosten von knapp 2.000 Euro aufgelistet, gefolgt von den erhöhten Medikamentenkosten von circa 1.000 Euro pro Versicherter mit NIDDM Diagnose (Jacobs et al., 2017).

Die aktuellen Daten zum Jahr 2019 ergaben insgesamt direkte Gesundheitskosten von 4.727 Euro jährlich bei Versicherten mit NIDDM für stationäre und ambulante Versorgung, benötigte Arzneimittel, Rehabilitationen und auch Heil- und Hilfsmittel. Im Vergleich dazu benötigt ein Versicherter ohne jene Diagnose lediglich 2.196 Euro Gesundheitskosten jährlich. Das entspricht einen mehr als doppelt so hohen Kostenaufwand pro NIDDM Versicherten als durchschnittlich für einen Versicherter ohne NIDDM aufgebracht wird (Kähm et al., 2019).

Listet man die Kosten möglicher diabetesassoziierter Folgeerkrankungen auf – mit den dazugehörige stationäre und ambulante Pflegekosten, Arzneimittel und Heil- und Hilfsmittel – werden weitere Kostenaufwendungen sichtbar. Diese Kosten belaufen sich von weiteren 671 Euro durch eine nachfolgende Retinopathie bis hin zu Beträgen von

22.691 Euro für die Behandlung einer Nierenerkrankung im Endstadium, wie in der folgen Präsentationsfolie (Abb. 4) dargestellt wird (DDG, 2020; Kähm et al., 2018).

1.1 KRANKHEITSBEDINGTE KOSTEN IM ZUSAMMENHANG MIT DIABETES MELLITUS TYP 2

DIREKTE KOSTEN

Beinhalten Kosten für:

* stationäre Pflege
* ambulante Pflege
* Arzneimittel
* Rehabilitation
* Heil- und Hilfsmittel

Folgeerkrankung	Kosten
Retinopathie	671 €
Diabetisches Fußsyndrom	1.293 €
Angina pectoris	2.695 €
Erblindung	2.933 €
Nephropathie	3.353 €
Chronische Herzinsuffizienz	3.912 €
Nicht fatale ischämische Herzerkrankung	6.548 €
Nicht fataler Myokardinfarkt	8.035 €
Fataler Myokardinfarkt	8.700 €
Nicht fataler Schlaganfall	9.769 €
Fataler Schlaganfall	11.176 €
Amputation	14.284 €
Fatale ischämische Herzerkrankung	20.942 €
Nierenerkrankung im Endstadium	22.691 €

Abb. 3: Kosten diabetesassoziierter Folgeerkrankungen im Ereignisquartal zwischen 2013-2015 [beispielhaft für einen Mann zwischen 60-69 Jahren] (Kähm et al., 2018; DDG, 2020)

Abb. 4: Direkte Kosten der Folgeerkrankungen Diabetes mellitus Typ 2, Auszug PowerPoint Präsentation "Diabetes mellitus Typ 2 Saarland" (Eigene Darstellung)

Des Weiteren konnten indirekte Ausgaben festgestellt werden. Durch Arbeitsunfähigkeit, daraus resultierender Frühverrentung sowie auch ein früher Tod kommt es zum vorzeitigen Produktivitätsverlust der an NIDDM erkrankten Person und weiteren Kosten (Schöffski & Schulenburg, 2012).

In der KoDiM-Studie, der Studie zu den Kosten des Diabetes mellitus 2000-2009, wurde ein 1,4-facher Betrag gegenüber eines nicht Erkrankten eruiert. Demnach steigern sich die indirekten Kosten von 3.585 Euro auf 5.019 Euro jährlich pro Person (Köster, Schubert & Huppertz, 2012).

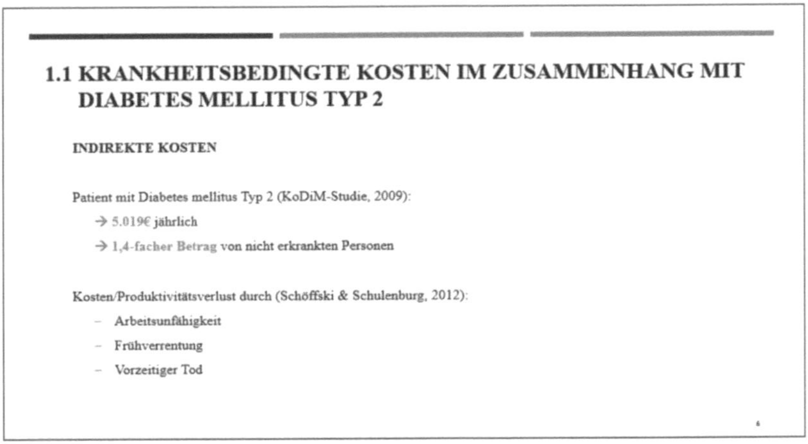

1.1 KRANKHEITSBEDINGTE KOSTEN IM ZUSAMMENHANG MIT DIABETES MELLITUS TYP 2

INDIREKTE KOSTEN

Patient mit Diabetes mellitus Typ 2 (KoDiM-Studie, 2009):
→ 5.019€ jährlich
→ 1,4-facher Betrag von nicht erkrankten Personen

Kosten/Produktivitätsverlust durch (Schöffski & Schulenburg, 2012):
– Arbeitsunfähigkeit
– Frühverrentung
– Vorzeitiger Tod

Abb. 5: Indirekte Kosten Diabetes mellitus Typ 2, Auszug PowerPoint Präsentation "Diabetes mellitus Typ 2 Saarland" (Eigene Darstellung)

Zusammen ergeben die daraus entstandenen Diabetes-Gesundheitsausgaben einen derzeitigen Betrag von 37 Milliarden Euro. Damit platziert sich Deutschland, mit einer nationalen Diabetesprävalenz von 9,5%, auf den vierten Platz der höchsten Diabetes spezifische Gesundheitsausgaben weltweit (DDG, 2020).

Die Dunkelziffer an NIDDM Erkrankter wird derzeit auf weitere 2 Millionen geschätzt (DDG, 2020). Die Kosten, welche die Dunkelziffer Erkrankter verursachen, fehlen in den derzeitig eruierten NIDDM spezifischen Gesundheitsausgaben. Somit kann von einer deutlich höheren Kostensumme ausgegangen werden, als offiziell angegeben wurde.

Auf Basis der Diabetesprävalenz und der Zunahme an Neuerkrankungen prognostiziert die Deutsche Diabetes Gesellschaft einen Wachstum von derzeit 8 Millionen Diabetiker – davon 95 Prozent mit NIDDM – auf 12 Millionen bis zum Jahr 2040 (DDG, 2020).

Berechnet man die möglichen zukünftigen Gesundheitskosten aufgrund einer Diabetes Diagnose anhand der derzeitigen Summe, werden auch die Diabetesausgaben von 37 Milliarden Euro auf 55 Milliarden Euro ansteigen. Veranschaulicht wird der Prozess in Abb. 6.

Einen großen Anteil der Gesundheitskosten nimmt dabei das Saarland ein, da das Bundesland mit 11,2 Prozent eine Diabetesprävalenz aufweist, welche den nationalen Schnitt der Diabetesprävalenz von 9,5 Prozent weit überschreitet (DDG, 2020).

1.1 KRANKHEITSBEDINGTE KOSTEN IM ZUSAMMENHANG MIT DIABETES MELLITUS TYP 2

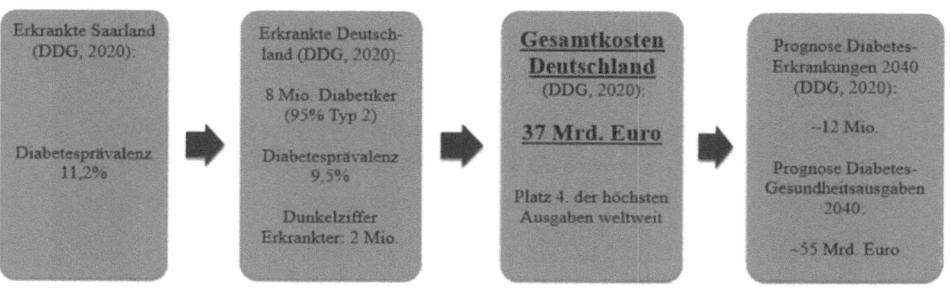

Abb. 4: Gesamtkosten Diabetes-Gesundheitsausgaben anhand Erkrankter Deutschland (Eigene Darstellung)

Abb. 6: Gesamtkosten Diabetes-Gesundheitsausgaben anhand Erkrankter Deutschland, Auszug PowerPoint Präsentation "Diabetes mellitus Typ 2 Saarland" (Eigene Darstellung)

Damit kann festgestellt werden, dass in Deutschland und vor allem spezifischen im Saarland eine vermeidbare hohe Prävalenz an NIDDM vorherrscht, und eine hohe Summe an Gesundheitskosten verursacht. Zukünftig werden, ohne Senkung der Prävalenz und Inzidenz über verschärfte Präventions- und Rehabilitationsmaßnahmen der meist lebensstilbedingten NIDDM Erkrankung, die Kosten drastisch steigen.

1.2 Risikopopulation, Risikofaktoren und gesundheitsrelevante Verhaltensweisen

Die Risikogruppe enthält allgemein sowohl Frauen und Männer verschiedenen Alters wie im nachfolgendem PowerPoint Auszug (Abb. 7) mithilfe der Graphik des Robert-Koch Instituts (RKI) von 2019 ersichtlich wird.

Ab einem Alter von 45 Jahre wurde eine deutliche Zunahme an NIDDM Diagnosen festgestellt, was somit den Beginn des Risikoalters kennzeichnet (Hien, Böhm, Claudi-

Böhm, Krämer & Kohlhas, 2013). Somit ist das Lebensjahr, ab einem Alter von 45 Jahre, ein erhöhter Risikofaktor.

Die Anzahl der Diabetes-Diagnosen befindet sich im Alter von 80 Jahren auf dem Höhepunkt. Im Jahr 2013 belief sich die Anzahl an Diabetiker im Alter von 80 bis 84 Jahren auf 33,2 Prozent bei den Frauen und 36,3 Prozent bei den Männer (RKI, 2019). Damit entspricht die Bevölkerungsgruppe ab 80 Jahre dem Hochrisikoalter für NIDDM.

Männer, mit einer 1,3-prozentigen Wahrscheinlichkeit für eine NIDDM Erkrankung, sind dabei etwas häufiger betroffen als Frauen, mit einer 1,1-prozentigen Wahrscheinlichkeit (RKI, 2019).

Die soziodemografischen Merkmale geben weiter Aufschluss über das NIDDM-Risiko. Kivimäki und Kollegen erforschten ein um 4-fach höheres Risiko für NIDDM in sozial und ökonomisch benachteiligten Wohngegenden, gegenüber gut situierten Wohnvierteln (Kivimäki et al., 2018).

Dazu erhöht ein eher niedriger sozialer Status, beispielsweise ein geringerer Bildungsstatus; Beruf oder ein minderes Einkommen, das NIDDM-Risiko um 30 bis 40 Prozent (Agardh, Allebeck, Hallqvist, Moradi & Sidorchuk, 2011).

1.2 RISIKOPOPULATION, RISIKOFAKTOREN UND GESUNDHEITS-RELEVANTE VERHALTENSWEISEN

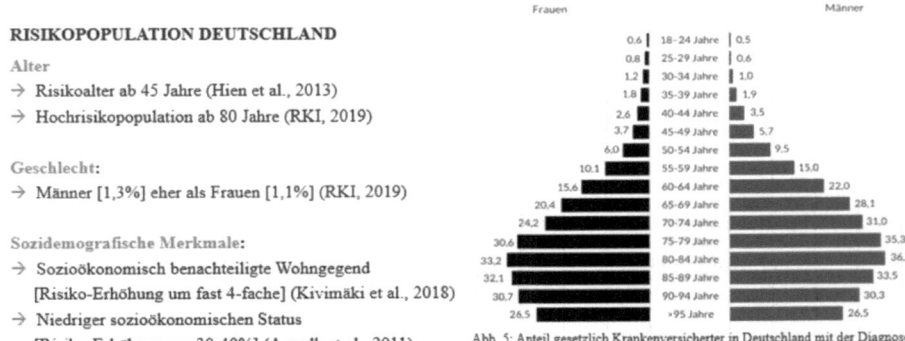

RISIKOPOPULATION DEUTSCHLAND

Alter
→ Risikoalter ab 45 Jahre (Hien et al., 2013)
→ Hochrisikopopulation ab 80 Jahre (RKI, 2019)

Geschlecht:
→ Männer [1,3%] eher als Frauen [1,1%] (RKI, 2019)

Sozidemografische Merkmale:
→ Sozioökonomisch benachteiligte Wohngegend
   [Risiko-Erhöhung um fast 4-fache] (Kivimäki et al., 2018)
→ Niedriger sozioökonomischen Status
   [Risiko-Erhöhung um 30-40%] (Agardh et al., 2011)

Abb. 5: Anteil gesetzlich Krankenversicherter in Deutschland mit der Diagnose Diabetes in Prozent im Jahr 2013 nach Alter (RKI, 2019)

Abb. 7: Risikopopulation nach Alter/ Geschlecht und sozidemografischen Merkmalen, Auszug PowerPoint Präsentation "Diabetes mellitus Typ 2 Saarland" (Eigene Darstellung)

9

Saarlandweit spiegelt sich die deutschlandweite geschlechterspezifische Erkrankungs-häufigkeit von NIDDM wider (Abb. 8): Männer sind häufiger betroffen als Frauen. Im Jahr 2011 lag die Diabetesprävalenz bei Frauen bei 12,5 Prozent und bei den Männern bei 13,7 Prozent (RKI, 2019).

Hervorzuheben ist die hohe Diabetesprävalenz des Saarlands mit 11,2 Prozent, welcher den deutschlandweiten Wert von 9,5 Prozent weit übertrifft (DDG, 2020). Im Bundes-land Saarland ist damit ein hoher Anteil der Risikopopulation ansässig.

Bestärkt wird die Annahme durch die sozidemographische Besonderheit des Saarlandes. Das Durchschnittsalter des Bundeslands, als älteste Bevölkerung in Westdeutschland, liegt aktuell bei 46,4 Jahren und entspricht dem Risikoalter für NIDDM (Bundesinstitut für Bevölkerungsforschung, 2020; Hien et al., 2013). Damit kennzeichnet das hohe Be-völkerungsalter das Saarland durchschnittlich als Risikopopulation mit einer erhöhten Bevölkerungsgefährdung für eine potenzielle NIDDM Erkrankung.

1.2 RISIKOPOPULATION, RISIKOFAKTOREN UND GESUNDHEITS-RELEVANTE VERHALTENSWEISEN

RISIKOPOPULATION SAARLAND

→ Männer sind häufiger betroffen als Frauen (RKI, 2019)

→ Überdurchschnittlich hohe Diabetesprävalenz (DDG, 2020): 11,2% [9,5% deutschlandweit]

→ Sozidemographische Besonderheit: älteste Bevölkerung in Westdeutschland, Durchschnittsalter 46,4 Jahre (Bundesinstitut für Bevölkerungsforschung, 2020)

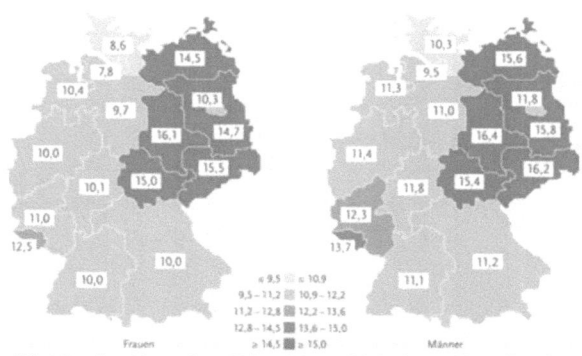

Abb. 6: Prävalenz dokumentierten Diabetes bei gesetzlich krankenversicherten Erwach-senen in % nach Bundesland und Geschlecht 2011 (RKI, 2019)

Abb. 8: Risikopopulation spezifisch im Bundesland Saarland, Auszug PowerPoint Präsentation "Dia-betes mellitus Typ 2 Saarland" (Eigene Darstellung)

Besondere Risikofaktoren für NIDDM sind dabei überwiegend lebensstilbezogen. Die American Diabetes Association beschreibt diese primär als Bewegungsmangel, Über-gewicht und Adipositas und hyperkalorisch-fettreiche Ernährung (American Diabetes Association, 2015).

Weiterhin bilden genetische Faktoren, ein hohes Lebensalter, das metabolische Syndrom mit vorwiegend der Teilkomponente Glukosestoffwechselstörung, Dyslipidämie sowie eine arterieller Hypertonie Risikofaktoren für NIDDM. Liegt eine positive Familienanamnese mit NIDDM vor oder wurde bei einer Frau in ihrer Schwangerschaft Gestationsdiabetes (Schwangerschaftsdiabetes) festgestellt, erhöhen diese Indikatoren zusätzlich das NIDDM-Risiko (American Diabetes Association, 2015; Stadler, Fröhlich-Reiterer & Prager, 2016).

Eine übersichtliche Auflistung bildet der nachfolgende Präsentationsauszug (Abb. 9).

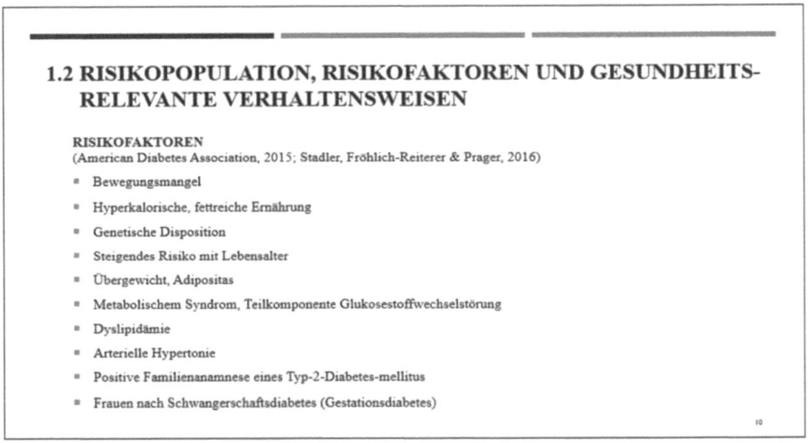

1.2 RISIKOPOPULATION, RISIKOFAKTOREN UND GESUNDHEITS-RELEVANTE VERHALTENSWEISEN

RISIKOFAKTOREN
(American Diabetes Association, 2015; Stadler, Fröhlich-Reiterer & Prager, 2016)

- Bewegungsmangel
- Hyperkalorische, fettreiche Ernährung
- Genetische Disposition
- Steigendes Risiko mit Lebensalter
- Übergewicht, Adipositas
- Metabolischem Syndrom, Teilkomponente Glukosestoffwechselstörung
- Dyslipidämie
- Arterielle Hypertonie
- Positive Familienanamnese eines Typ-2-Diabetes-mellitus
- Frauen nach Schwangerschaftsdiabetes (Gestationsdiabetes)

Abb. 9: Risikofaktoren für Diabetes mellitus Typ 2, Auszug PowerPoint Präsentation "Diabetes mellitus Typ 2 Saarland" (Eigene Darstellung)

Gesundheitsrelevante und präventive Verhaltensweisen ergeben sich daher aus der Kenntnis der Risikofaktoren. Eine Gewichtsreduktion um ca. 7% bei Übergewicht und Adipositas, ein körperliches Aktivitätspensum von mindestens 150 Minuten wöchentlich und eine gesunde Ernährung bilden gesundheitsrelevante Verhaltensweisen zur Senkung eines NIDDM-Risikos (Chiasson et al., 2002). Chiasson und Kollegen definieren unter gesunder Ernährung ein Höchstkonsum von täglich 30 Prozent Fett, darunter maximal 10 Prozent gesättigte Fette, und 5 Gramm faserhaltige Ballaststoffe je 1000 kcal Nahrungsaufnahme (2002). Zusammengefasst werden die angeratenen Verhaltensweisen in der nachfolgenden Abb. 10.

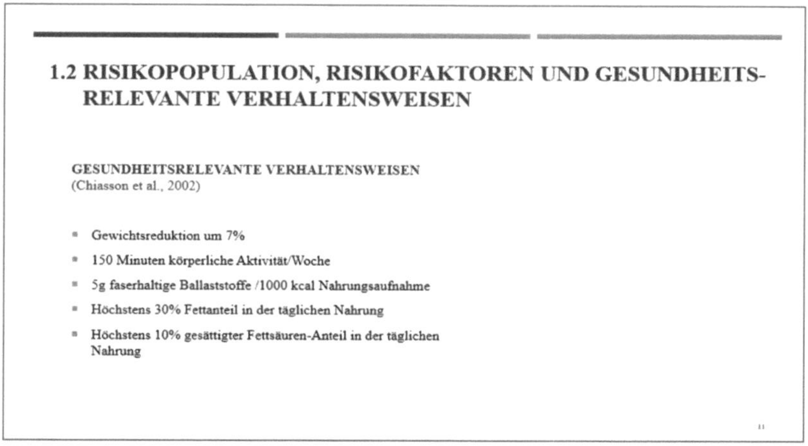
1.2 RISIKOPOPULATION, RISIKOFAKTOREN UND GESUNDHEITS-RELEVANTE VERHALTENSWEISEN
GESUNDHEITSRELEVANTE VERHALTENSWEISEN
(Chiasson et al., 2002)
Gewichtsreduktion um 7%
150 Minuten körperliche Aktivität/Woche
5g faserhaltige Ballaststoffe /1000 kcal Nahrungsaufnahme
Höchstens 30% Fettanteil in der täglichen Nahrung
Höchstens 10% gesättigter Fettsäuren-Anteil in der täglichen Nahrung

Abb. 10: Gesundheitsrelevante Verhaltensweisen zur Minderung eines Risikos für Diabetes mellitus Typ 2, Auszug PowerPoint Präsentation "Diabetes mellitus Typ 2 Saarland" (Eigene Darstellung)

1.3 Wirksamkeit und Handlungsempfehlungen lebensstilbezogener Diabetesprävention

Die Evidenz der Wirksamkeit einer lebensstilbezogenen Interventionsmaßnahmen zur Prävention von NIDDM wird in tabellarischer Gegenüberstellung zweier Studien dargelegt.

Hierzu werden die zwei bekanntesten Studien zu Diabetesprävention gewählt: die chinesische „Da-Qing Studie (CDQDPS)“ und die „Finnische Diabetes-Präventionsstudie (DPS)“ (Lindström et al., 2013; Pan et al., 1997).

Tab. 1: Gegenüberstellung „Da-Qing-Studie" (Pan et al., 1997) und „Finnische Diabetes-Präventions-studie" (Lindström et al., 2013) zur Evidenzüberprüfung lebensstilbezogener Handlungsmaß-nahmen (Eigene Darstellung)

Studie	Da-Qing Studie (CDQDPS)	Finnische Diabetes-Präventionsstudie (DPS)
Quelle (Autoren/ Jahr)	Autoren: Pan, X. R., Li, G. W., Hu, Y. H., Wang, J. X., Yang, W. Y., An, Z. X. et al. Jahr: 1997	Autoren: Lindström, J.; Peltonen, M.; Eriksson, J. G.; Ilanne-Parikka, P.; Aunola, S.; Keinänen-Kiukaanniemi, S.; Uusitupa, M.; Tuomilehto, J. Jahr: 2013
Ziel der Studie	• Reduzierung Diabetesrisiko und -erkrank-ungen durch lebensstil-bezogener Präven-tion hinsichtlich Bewegung und Ernährung • Überprüfung der Langzeiteffekte der Lebensstilintervention	• Reduktion der Diabetesentwicklung • Umstellung des Lebensstils
Unter-suchungs-stichprobe	577 Erwachsene in China mit pathologischer Glukosetoleranz (IGT) unterteilt in Gruppen: • Interventionsgruppe: nur Diät • Interventionsgruppe: nur Bewegung • Interventionsgruppe: Diät und Bewegung • Kontrollgruppe: keine Intervention	522 Erwachsene mit Übergewicht und IGT unterteilt in Gruppen: • intensive Lebensstil-Interventions-Gruppe • Kontrollgruppe
Art und Dauer der Interven-tion	Diät-Intervention (1986-1992): • Gewichtreduktion auf < 24 kg/m2 • Kohlenhydrat- und ballaststoffreiche Ernährung • Senkung Fett-, Einfachzucker-, Alkoholkonsum Bewegungs-Intervention (1986-1992): • Erhöhung Bewegung um mind. 1-2 Einheiten/Tag • Eine Einheit: z.B. 30min langsam Gehen, 20min Radfahren, 10min langsam Joggen, 5min Schwimmen	Lebensstil-Ziele mittels Beratung, Schulung, Unterstützung zur Verhaltensänderung (4 Jahre): • Gewichtsreduktion um ≥5 % • Gesamtfettverzehr <30 % (<10% gesättigte Fetten) • Ballaststoffaufnahme ≥15 g/1000 kcal • moderate körperliche Bewegung ≥30 Min/Tag
Mess-variablen	Effekt Lebensstiländerung hinsichtlich Senkung: • Diabetesrisiko in % • Diabetes-Inzidenzrate in %	Effekt Lebensstiländerung und Beratung zur Senkung: • Diabetesrisiko in % • Diabetes-Inzidenzrate in %
Ergebnis	Senkung des Diabetes-Inzidenzrate nach 6 Jahren um: • 41% (Diät), 46% (Bewegung), 42% (Diät-Bewegung), 68% (Kontrolle) Risikoreduktion: • 33% (Diät), 47 % (Bewegung), 38 % (Diät-Bewegung)	Gewichtsreduktion nach 1 Jahr/ weiteren 3 Jahren: • 4,5kg/ 3,5kg (Interventionsgruppe), 1,0kg/ 0,9kg (Kontrollgruppe) Diabetes-Inzidenzrate nach 4 Jahren: • 11% (Interventionsgruppe), 23% (Kontrollgruppe) Senkung des Diabetesrisikos: • 58% Risikoreduktion in der Interventionsgruppe • Keine Diabetes-Erkrankung bei Erreichung allen Lebensstil-Zielen
Schlussfol gerung	• Die Langzeiteffekte der Lebensstiländerung bleiben über die Interventionszeit erhalten • Das Diabetesrisiko verringert sich durch gesunde Ernährung und Bewegung signifikant ebenso die kardiovaskuläre Mortalität	• Die Umsetzung einer Ernährung mit moderatem Fettgehalt, hohem Ballaststoffanteil und zusätzlicher Steigerung körperlicher Aktivität reduziert das Erkrankungsrisiko • Werden alle Studien-Ziele der Lebensstil-Intervention über 4 Jahre wirksam umgesetzt, wird eine zeitgleiche Diabetes-mellitus-Typ-2-Erkrankung gänzlich vermieden

Angelehnt an die nachgewiesene Evidenz für lebensstilbezogene Interventionsmaßnahmen der beiden Studien wurden Handlungsempfehlungen zur Diabetes-Prävention erstellt. Die Handlungsempfehlungen umfassen vier Bereiche: Ernährung, körperliche Aktivität, Gewichtsreduktion, Begleiterkrankungen.

Die erste Handlungsempfehlung „Ernährung" enthält konkrete Lebensstilumstellungen in der täglichen Handhabung der gesunden Nahrungsaufnahme. Ähnlich der wirksamen „Da-Qing-Studie" und der „Finnische Diabetes-Präventionsstudie" werden Rahmenbedingungen aufgestellt zur täglichen Fett-, Ballaststoff- und Kohlenhydratzufuhr.

Die tägliche Energiezufuhr bei Frauen mit ausschließlich sitzender Tätigkeit mit wenig oder keiner anstrengenden Freizeitaktivität beträgt bis zu 1900 kcal täglich, bei Männern bis zu 2400 kcal. Bei einer sitzenden Tätigkeit mit zeitweilig auch zusätzlichem Energieaufwand für gehende oder stehende Tätigkeit, beträgt die tägliche Energiezufuhr bei Frauen maximal 2200 kcal, bei Männern 2800 kcal. Liegt das Aktivitätslevel bei einer überwiegend gehenden und stehenden Arbeit, so liegt die maximale Energiezufuhr bei Frauen bei 2500 kcal täglich, bei den Männern 3100 kcal (DGE, 2015).

Der Inhalt der Energiezufuhr besteht vorzugsweise aus Vollkornprodukten, Obst, Gemüse und Hülsenfrüchte. Eine täglicher Fettanteil von 35 Prozent, darunter lediglich bis zu 10 Prozent gesättigte Fettsäuren oder Transfette, sollte in der Nahrungsaufnahme nicht überschritten werden. Darüber hinaus gilt eine Ballaststoffzufuhr von mindestens 15 Gramm gerechnet an 1000 kcal Energieaufnahme (Hoffmann, 2011).
Der Verzehr von Einfachzucker, wie er beispielsweise in Süßigkeiten; Gebäck und Softgetränken vertreten ist, sollte auf ein Minimum reduziert werden (Pan et al., 1997).
Um eine gesunde Ernährungsweise gewährleisten zu könne empfiehlt die DGE eine Deckung des Flüssigkeitsbedarf von ca. 1,5 Liter Wasser oder ungesüßten Tee täglich (2000).

Eine übersichtliche Auflistung der genannten konkreten Inhalte der Handlungsempfehlung wird in der anschließenden Abb. 11., als Teil der PowerPoint Präsentation zum Thema NIDDM im Saarland, ersichtlich.

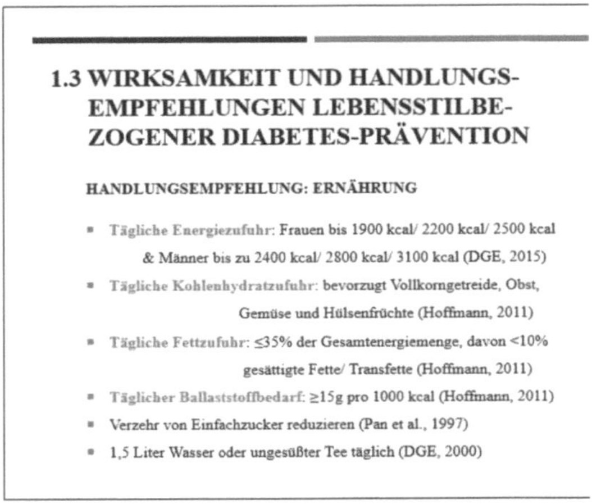

**1.3 WIRKSAMKEIT UND HANDLUNGS-
EMPFEHLUNGEN LEBENSSTILBE-
ZOGENER DIABETES-PRÄVENTION**

HANDLUNGSEMPFEHLUNG: ERNÄHRUNG

- Tägliche Energiezufuhr: Frauen bis 1900 kcal/ 2200 kcal/ 2500 kcal
  & Männer bis zu 2400 kcal/ 2800 kcal/ 3100 kcal (DGE, 2015)
- Tägliche Kohlenhydratzufuhr: bevorzugt Vollkorngetreide, Obst,
  Gemüse und Hülsenfrüchte (Hoffmann, 2011)
- Tägliche Fettzufuhr: ≤35% der Gesamtenergiemenge, davon <10%
  gesättigte Fette/ Transfette (Hoffmann, 2011)
- Täglicher Ballaststoffbedarf: ≥15g pro 1000 kcal (Hoffmann, 2011)
- Verzehr von Einfachzucker reduzieren (Pan et al., 1997)
- 1,5 Liter Wasser oder ungesüßter Tee täglich (DGE, 2000)

Abb. 11: Handlungsempfehlung „Ernährung" als lebensstilbezogene Prävention für Diabetes mellitus Typ 2, Auszug PowerPoint Präsentation "Diabetes mellitus Typ 2 Saarland" (Eigene Darstellung)

Mit der lebensstilbezogenen Handlungsempfehlung „Körperliche Aktivität" wird eine Steigerung der eigenen aktiven Freizeitgestaltung, im Sinne einer moderat-sportlichen Bewegung, gefordert. Im Bezug der evidenzbasierten Studien mit ähnlichem Schwerpunkt und des generellen Risikofaktors einer Mangelbewegung wurde die Interventionsmaßnahme zur Verhinderung einer NIDDM Erkrankung gewählt.

Inhalt der Interventionsmaßnahme ist eine Erhöhung der täglichen Bewegung auf zusätzlich mindestens 30 Minuten moderates Training, angelehnt an die Empfehlung des Leitfaden Prävention Diabetes (Hoffmann, 2011).

Als Beispiele für eine moderate Bewegungseinheit wurden im Sinne einer konkreten Empfehlung schnelles Gehen, langsames Joggen oder Radfahren auf überwiegend flachen Wegen bzw. ohne Steigung angeführt. Auch ein leichtes Kraft- oder Ausdauertraining im eigenen Fitnessstudie als zusätzliche Einheit ist eine weitere Möglichkeit einer aktiven Freizeitgestaltung.

Auch hier schließt sich an die textuelle Ausarbeitung der konkreten Handlungsempfehlung „Körperliche Aktivität" eine übersichtliche graphische Zusammenführung an (Abb. 12).

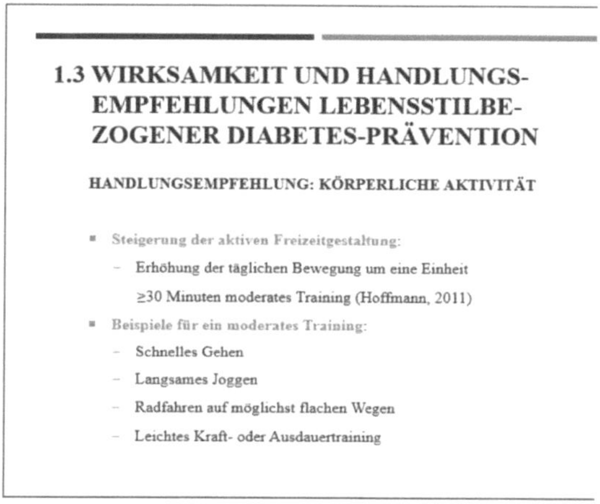

1.3 WIRKSAMKEIT UND HANDLUNGS-EMPFEHLUNGEN LEBENSSTILBE-ZOGENER DIABETES-PRÄVENTION

HANDLUNGSEMPFEHLUNG: KÖRPERLICHE AKTIVITÄT

- Steigerung der aktiven Freizeitgestaltung:
  - Erhöhung der täglichen Bewegung um eine Einheit
  - ≥30 Minuten moderates Training (Hoffmann, 2011)
- Beispiele für ein moderates Training:
  - Schnelles Gehen
  - Langsames Joggen
  - Radfahren auf möglichst flachen Wegen
  - Leichtes Kraft- oder Ausdauertraining

Abb. 12: Handlungsempfehlung „Ernährung" als lebensstilbezogene Prävention für Diabetes mellitus Typ 2, Auszug PowerPoint Präsentation "Diabetes mellitus Typ 2 Saarland" (Eigene Darstellung)

Im Kontext der Ernährung und einer gesteigerten Aktivität steht die Handlungsempfehlung „Gewichtsreduktion".

Ab einem Body Mass Index (BMI) von 25 wird eine Gewichtsreduktion von 5 bis 7 Prozent des eigenen Körpergewichts empfohlen. Gefestigt wird die lebensstilorientierte Prävention durch die gesicherte Reduktion des NIDDM Risikos beim Abbau der Risikofaktoren Übergewicht und Adipositas (Hoffmann, 2011).

Geeignete Maßnahmen, in welchem Rahmen beispielsweise eine Gewichtsreduktion gesundheitsorientiert stattfinden kann, bilden die Handlungsempfehlungen „Ernährung" und „Körperliche Aktivität".

Einen anschaulichen und komprimierten Überblick liefert der nachkommende Ausschnitt der PowerPoint Präsentation "Diabetes mellitus Typ 2 Saarland" (Abb. 13).

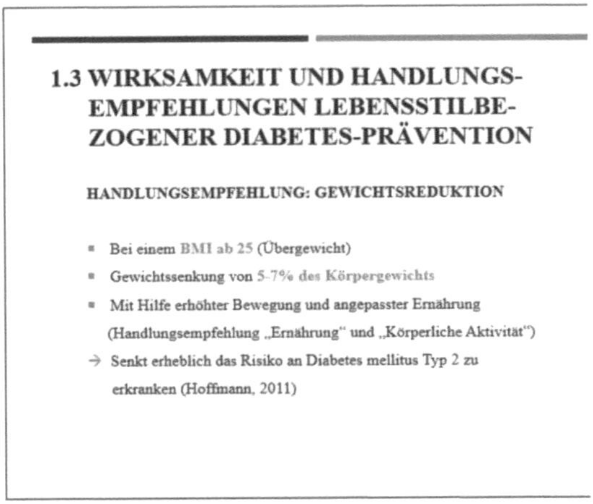

Abb. 13: Handlungsempfehlung „Gewichtsreduktion" als lebensstilbezogene Prävention für Diabetes mellitus Typ 2, Auszug PowerPoint Präsentation "Diabetes mellitus Typ 2 Saarland" (Eigene Darstellung)

Als abschließende lebensstilbezogene Prävention richtete sich die Handlungsempfehlung „Begleiterkrankungen" an die Früherkennung verschiedener Risikofaktoren.

Ab dem 35. Lebensjahr können gesetzlich Versicherte alle 3 Jahre eine ärztliche Gesundheitsuntersuchung in Anspruch nehmen, welche von der Krankenkasse finanziert wird. Diese Untersuchung wird im Rahmen der NIDDM Prävention mindestens empfohlen. Des Weiteren besteht die Möglichkeit, je nach Praxis, die Gesundheitsuntersuchung, im Sinne einer ärztlichen Privatleistung, selbst zu zahlen. Untersucht werden unter anderem mögliche Risikofaktoren und deren Ausprägung für verschiedene Krankheitsbilder wie z.B. NIDDM.

Eine kostengünstige Alternative, bis zum 35. Lebensjahr und für die Zeit zwischen den subventionierten Gesundheitsuntersuchungen, ist das selbstständige Screening des eigenen Risikoprofils (Abb. 14).

Die kritische Überprüfung umfasst die die Erhebung des Risikofaktors Übergewicht und Adipositas: Ist mein BMI über 25? Entspricht der Wert mehr als 25 empfiehlt sich Lebensstiländerung über die Handlungsmaßnahme „Gewichtsreduktion".

Es folgt die Kontrolle des Blutdrucks: Liegt eine Hypertonie, ab 140/90 mmHg, vor? Bei der Feststellung einer Hypertonie, und nach der Absprache mit einem Arzt, kann die

Handlungsmaßnahme „Ernährung" und „Körperliche Aktivität" dem Risikofaktor für NIDDM entgegenwirken.

Weiterhin wird das tägliche Ernährungsverhalten inspiziert: Ernähre ich mich überwiegend hyperkalorisch, fettreich, ballaststoffarm und konsumiere ich viel Einfachzucker? Auch hier bietet sich eine dauerhafte Lebensstiländerung mithilfe der konkreten Handlungsmaßnahme „Ernährung" an, um eine Manifestation weiterer Risikofaktor und NIDDM zu vermeiden.

Zuletzt wird das Aktivitätslevel überprüft: Bewege ich mich täglich weniger als 30 Minuten in moderat-sportlicher Belastung? Ist das der Fall empfiehlt die World Health Organisation (WHO), eine mindestens 30 Minuten moderat-sportlicher Belastung in den täglichen Lebensstil zu integrieren (WHO, 2003).

Das Screening des Risikoprofils dient vorrangig dazu, auf mögliche vorhandene oder sich anbahnende Risikofaktoren aufmerksam zu machen. Das bewusste Wahrnehmen und Deuten der Risikofaktoren macht es möglich, frühzeitig und autonom präventive Handlungsmaßnahmen einzuleiten, bevor sich Risikofaktoren ausprägen oder unerkannt zu einer NIDDM führen.

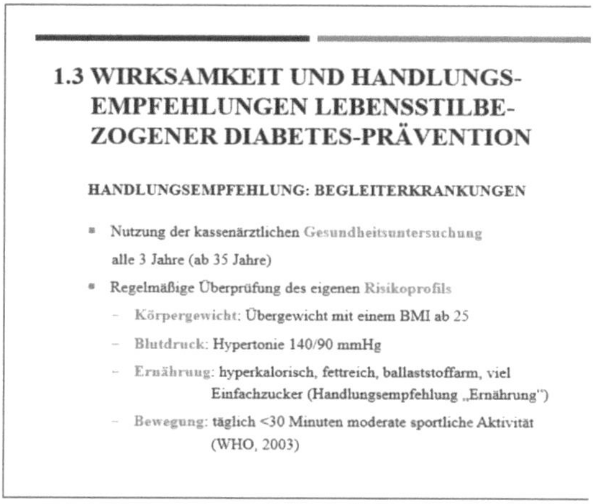

1.3 WIRKSAMKEIT UND HANDLUNGS-EMPFEHLUNGEN LEBENSSTILBE-ZOGENER DIABETES-PRÄVENTION

HANDLUNGSEMPFEHLUNG: BEGLEITERKRANKUNGEN

- Nutzung der kassenärztlichen Gesundheitsuntersuchung alle 3 Jahre (ab 35 Jahre)
- Regelmäßige Überprüfung des eigenen Risikoprofils
    - Körpergewicht: Übergewicht mit einem BMI ab 25
    - Blutdruck: Hypertonie 140/90 mmHg
    - Ernährung: hyperkalorisch, fettreich, ballaststoffarm, viel Einfachzucker (Handlungsempfehlung „Ernährung")
    - Bewegung: täglich <30 Minuten moderate sportliche Aktivität (WHO, 2003)

Abb. 14: Handlungsempfehlung „Begleiterkrankungen" als lebensstilbezogene Prävention für Diabetes mellitus Typ 2, Auszug PowerPoint Präsentation "Diabetes mellitus Typ 2 Saarland" (Eigene Darstellung)

1.4 Beurteilung des Präventionspotenzials

Im weiteren Verlauf wird das Präventionspotenzial für NIDDM auf Grundlage der wissenschaftlichen Evidenz beurteilt.

Konkret werden, ausgehend von den Präventionsmöglichkeiten und dem dadurch provozierten Inzidenzrückgang, die verbesserte Bevölkerungsgesundheit und entsprechende Kosteneinsparungen näher erläutert (Abb. 15).

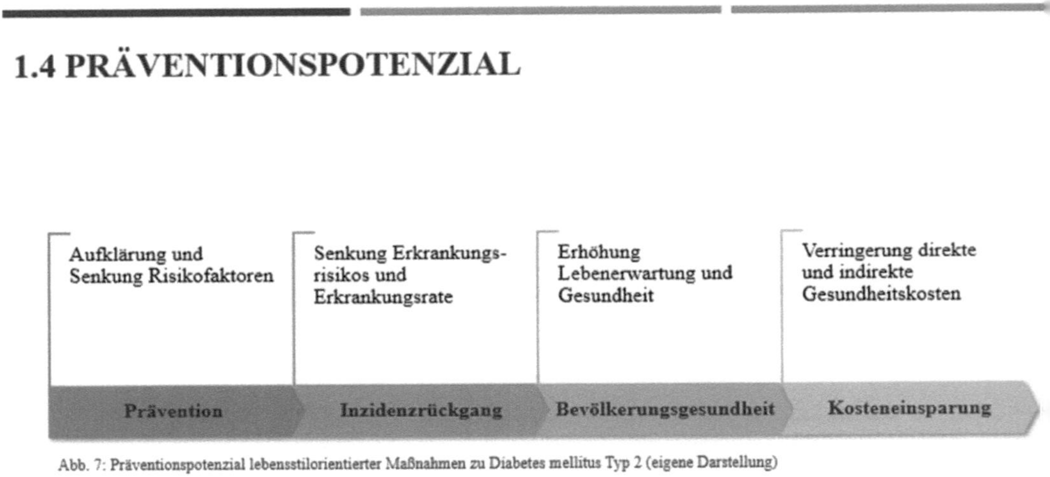

1.4 PRÄVENTIONSPOTENZIAL

| Aufklärung und Senkung Risikofaktoren | Senkung Erkrankungs- risikos und Erkrankungsrate | Erhöhung Lebenerwartung und Gesundheit | Verringerung direkte und indirekte Gesundheitskosten |

| Prävention | Inzidenzrückgang | Bevölkerungsgesundheit | Kosteneinsparung |

Abb. 7: Präventionspotenzial lebensstilorientierter Maßnahmen zu Diabetes mellitus Typ 2 (eigene Darstellung)

Abb. 15: Präventionspotenzial bei lebensstilorientierten Maßnahmen zu Diabetes mellitus Typ 2, Auszug PowerPoint Präsentation "Diabetes mellitus Typ 2 Saarland" (Eigene Darstellung)

Die Wirksamkeit lebensstilorientierter Präventionsmaßnahmen zur Minderung der Risikofaktoren und folglichen Verhinderung einer NIDDM Manifestation ist durch Studien, z.B. die Da-Qing-Studie und die Finnische Diabetes-Präventionsstudie, hinreichend bestätigt worden.

Die daran angelehnten Handlungsempfehlungen Senken das Erkrankungsrisiko bei erfolgreicher Initialisierung in den täglichen Lebensstil um ca. 33 Prozent mithilfe der Präventionsmaßnahme „Ernährung" und „Gewichtsreduktion" und 47 Prozent durch die Empfehlung „Körperliche Aktivität". Kombiniert man die Handlungsempfehlungen wurde eine Senkung des Erkrankungsrisikos von 38 bis 58 Prozent festgestellt (Lindström et al., 2013; Pan et al., 1997).

Verfolgt man den die Risikoreduzierung und deren Auswirkung auf die Inzidenzrate, kann dadurch die Zahl der jährlichen Neuerkrankungen nach Pan und Kollegen um mindestens ein Drittel bis geschmälert werden (1997). Lindström und sein Team stellten sogar einen bis zu 50-prozentige Abnahme der Neuerkrankungen fest, nach der Ausführung der lebensstilorientierten Interventionsmaßnahmen (2013).

Demnach minimiert die NIDDM spezifische Lebensstil-Prävention das Erkrankungsrisiko um ein Drittel bis zur Hälfte und reduziert folglich die Inzidenzrate um den gleichen Wert. Diese Datenlage spricht für ein hohes Potenzial der Präventionsmaßnahmen für NIDDM (Abb. 16).

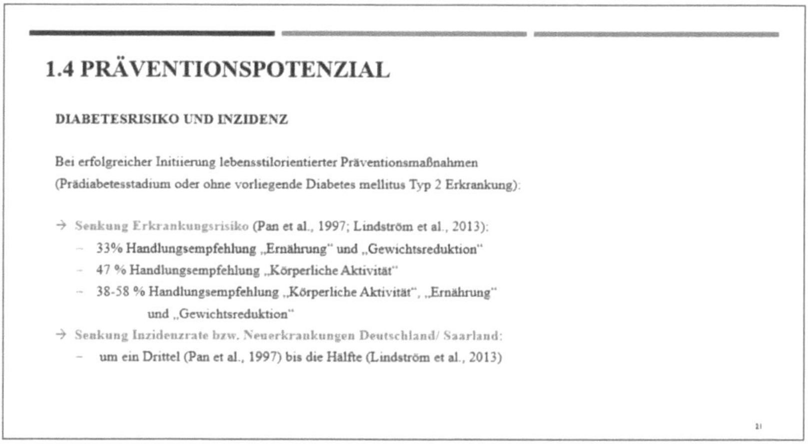

1.4 PRÄVENTIONSPOTENZIAL

DIABETESRISIKO UND INZIDENZ

Bei erfolgreicher Initiierung lebensstilorientierter Präventionsmaßnahmen
(Prädiabetesstadium oder ohne vorliegende Diabetes mellitus Typ 2 Erkrankung):

→ Senkung Erkrankungsrisiko (Pan et al., 1997; Lindström et al., 2013):
  - 33% Handlungsempfehlung „Ernährung" und „Gewichtsreduktion"
  - 47 % Handlungsempfehlung „Körperliche Aktivität"
  - 38-58 % Handlungsempfehlung „Körperliche Aktivität", „Ernährung" und „Gewichtsreduktion"
→ Senkung Inzidenzrate bzw. Neuerkrankungen Deutschland/ Saarland:
  - um ein Drittel (Pan et al., 1997) bis die Hälfte (Lindström et al., 2013)

Abb. 16: Präventionspotenzial Diabetes mellitus Typ 2 hinsichtlich Erkrankungsrisiko und Inzidenzrate, Auszug PowerPoint Präsentation "Diabetes mellitus Typ 2 Saarland" (Eigene Darstellung)

Wird eine NIDDM Manifestation durch wirksame Maßnahmen zur Vorbeugung vermieden, wirkt sich das positiv auf die Bevölkerungsgesundheit aus.

Mögliche Folgeerkrankungen bei einer NIDDM Diagnose werden verhindert, bzw. die Erkrankungswahrscheinlichkeit wird durch die Prävention von NIDDM nicht zusätzlich verstärkt (Kähm et al., 2018).

Als Beispiele dazu dienen Krankheitsbilder wie Schlaganfall, Erblindung, koronare Herzkrankheiten, chronisches Nierenversagen oder Amputation. Das Risiko für die Folgeerkrankungen liegt, bei einer diagnostizierten NIDDM, bei 5 Prozent. Auch

Angina Pectoris wurde bei NIDDM Patienten, mit 10 Prozent, häufiger festgestellt. Ein besonderes Risiko ist für eine kongestive Herzinsuffizienz und Retinopathie, mit 15-prozentigem Risiko, und dem diabetischen Fußsyndrom, mit 20-prozentigem Risiko, erkannt worden (Kähm et al., 2018).

Somit wirkt sich eine NIDDM Prävention bzw. der Rückgang der Inzidenz positiv auf die Blutgefäße sowie die Herz- und Nierengesundheit der Bevölkerung im Saarland wie auch Deutschland aus (Abb. 17).

1.4 PRÄVENTIONSPOTENZIAL

BEVÖLKERUNGSGESUNDHEIT

→ Reduktion Schädigung von (Kähm et al., 2018):

- Herz
- Niere
- Blutgefäße

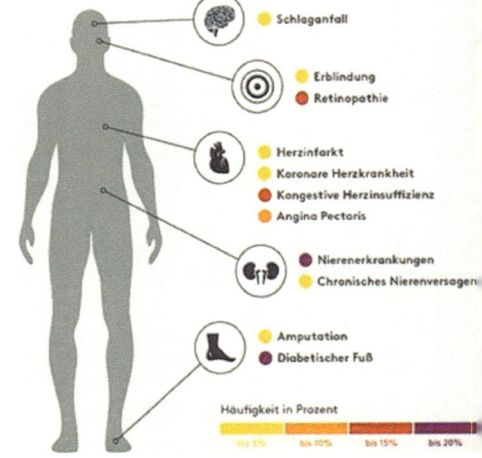

Abb. 8: Diabetes – die häufigsten Folgeerkrankungen (Kähm et al., 2018)

Abb. 17: Präventionspotenzial Diabetes mellitus Typ 2 hinsichtlich Reduktion von Schädigungen in der Bevölkerungsgesundheit, Auszug PowerPoint Präsentation "Diabetes mellitus Typ 2 Saarland" (Eigene Darstellung)

Damit ergibt sich eine höhere Lebenserwartung der Frauen und Männer jedes Alters, was im nachfolgenden Auszug der PowerPoint Präsentation deutlich wird (Abb. 18).

Das RKI veröffentlichte 2019 eine Auswertung der Lebensjahre bei Personen ab 30 Jahren mit NIDDM und stellt diese den Lebensjahren von gesunden Personen gegenüber.

Zusammengefasst konnte bei nicht erkrankten Frauen im Alter von 30 bis 54 Jahre eine höhere Lebenserwartung von circa 10 Jahre festgestellt werden, ältere Frauen bis 74 haben eine um circa 8 bis 4 Jahre erhöhte Lebenserwartung (RKI, 2019).

Bei den Männern konnte ebenfalls bei einem NIDDM präventiven Lebensstil eine um 12 bis 8 Jahre höherer Lebensspanne bei Männern zwischen 30 und 54 Jahre ermittelt werden. Danach ist bis zum Alter von 74 Jahre eine 7 bis 3 Jahre längere Lebenserwartung möglich (RKI, 2019).

1.4 PRÄVENTIONSPOTENZIAL

BEVÖLKERUNGSGESUNDHEIT

→ Erhöhte Lebenserwartung (RKI, 2019):

- Frauen im Alter 30 – 54: ca. +10 Jahren
- Frauen im Alter 54 – 74: ca. +8 bis +4 Jahren
- Männer im Alter 30 – 54: ca. +12 bis +8 Jahren
- Männer im Alter 54 – 74: ca. +7 bis +3 Jahren

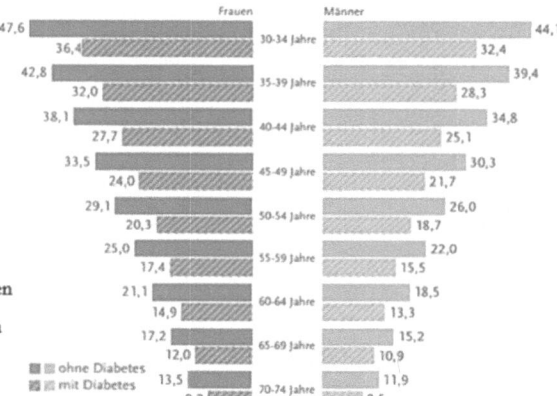

Abb. 9: Erwartete Anzahl gesunder Lebensjahre bei Personen ab 30 Jahren mit und ohne Diabetes nach Geschlecht und Alter im Jahr 2014 (RKI, 2019)

Abb. 18: Präventionspotenzial Diabetes mellitus Typ 2 hinsichtlich erhöhter Lebenserwartung in der Bevölkerungsgesundheit, Auszug PowerPoint Präsentation "Diabetes mellitus Typ 2 Saarland" (Eigene Darstellung)

Betrachtet man die präventive Senkung des Diabetesrisikos, dem einhergehenden Inzidenzrückgang und der dadurch verbesserten Bevölkerungsgesundheit im wirtschaftlichen Aspekt, so können mithilfe lebensstilorientierten Interventionsmaßnahmen die Gesundheitskosten gesenkt werden.

Der derzeitige Stand der jährlichen Gesundheitskosten Deutschlands liegt mit einer Diabetesprävalenz von 9,5 Prozent bei 37 Milliarden Euro. Davon sind 95 Prozent Ausgaben für NIDDM Erkrankte. Jährlich kommen weitere 500.000 neue Fälle hinzu, was umgerechnet jährlich einem Kostenfaktor von circa 2,2 Milliarden Euro entspricht.

Davon ist das Saarland als Teil der Bundesrepublik Deutschland, einer der Bundesländer mit der höchsten Diabetesprävalenz. Mit 11,2 Prozent wurden bei circa 110.000 Einwohner des Saarlands NIDDM diagnostiziert. Die Gesundheitskosten, gerechnet an den Gesundheitskosten für NIDDM in Deutschland, ergeben allein für das Bundesland Saarland in etwa 500 Millionen Euro.

Mit einer erfolgreichen Initiierung von lebensstilorientierten Präventionsmaßnahmen zur Verhinderung einer NIDDM Manifestation könne die Kosten um 33 bis fast 50 Prozent gesenkt werden.

Orientiert an den derzeitigen Ausgaben, errechnet sich dadurch eine Kosteneinsparung von 733 Millionen Euro bis 1,1 Milliarde Euro für Deutschland. Darunter kann sich das Bundesland Saarland mit 10,8 Millionen Euro bis 16,3 Millionen Euro an Einsparungen im Gesundheitswesen beteiligen, bei einer bevölkerungsweiten Einführung und Umsetzung der vorgestellten Präventionsmaßnahmen (Abb. 19).

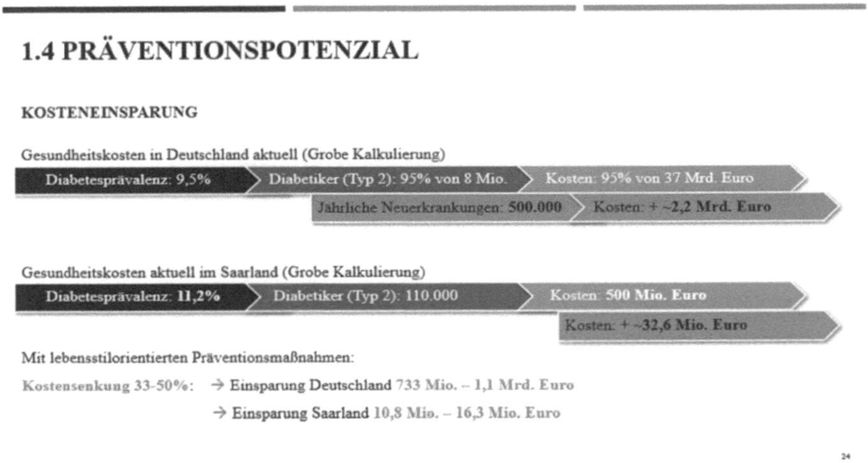

1.4 PRÄVENTIONSPOTENZIAL

KOSTENEINSPARUNG

Gesundheitskosten in Deutschland aktuell (Grobe Kalkulierung)

| Diabetesprävalenz: 9,5% | Diabetiker (Typ 2): 95% von 8 Mio. | Kosten: 95% von 37 Mrd. Euro |
| Jährliche Neuerkrankungen: 500.000 | Kosten: + ~2,2 Mrd. Euro |

Gesundheitskosten aktuell im Saarland (Grobe Kalkulierung)

| Diabetesprävalenz: 11,2% | Diabetiker (Typ 2): 110.000 | Kosten: 500 Mio. Euro |
| Kosten: + ~32,6 Mio. Euro |

Mit lebensstilorientierten Präventionsmaßnahmen:

Kostensenkung 33-50%: → Einsparung Deutschland 733 Mio. – 1,1 Mrd. Euro
→ Einsparung Saarland 10,8 Mio. – 16,3 Mio. Euro

Abb. 19: Präventionspotenzial Diabetes mellitus Typ 2 hinsichtlich Kosteneinsparungen, Auszug PowerPoint Präsentation "Diabetes mellitus Typ 2 Saarland" (Eigene Darstellung)

Das Präventionspotenzial für NIDDM reicht so von der Mikroebene bei dem Individuum selbst, hinsichtlich dessen Gesundheitsgeschehen, bis hin zur Makroebene der Gesundheitspolitik und Wirtschaftssysteme, bezüglich Inzidenz; Prävalenz und Gesundheitskosten.

Diese Aspekte hängen zusammen und bedingen sich gegenseitig, was das Potenzial von Präventionsmaßnahmen deutlich macht. Das hohe Prävalenzgeschehen sowie die negative Prognose der Entwicklung NIDDM Erkrankungen und die damit verbundenen hohen Kosten weisen abschließend auf die Dringlichkeit des Einsatzes evidenzbasierter und lebensstilorientierten Präventionsmaßnahmen hin.

2 Literaturverzeichnis

Agardh, E., Allebeck, P., Hallqvist, J., Moradi, T. & Sidorchuk, A. (2011). Type 2 diabetes incidence and socio-economic position: a systematic review and meta-analysis. *International Journal of Epidemiology, 40*(3), 804–818. https://doi.org/10.1093/ije/dyr029

American Diabetes Association. (2015). Standards of medical care in diabetes - 2015. Summary of Revisions. *Diabetes Care, 38*(1), 4. https://doi.org/10.2337/dc15-S003

Bundesinstitut für Bevölkerungsforschung. (2020). *Altersstruktur der Bevölkerung im Saarland* (Bundesinstitut für Bevölkerungsforschung, Hrsg.). Zugriff am 15.11.2021. Verfügbar unter: https://www.demografie-portal.de/DE/Fakten/bevoelkerung-altersstruktur-saarland.html

Chiasson, J.-L., Josse, R. G., Gomis, R., Hanefeld, M., Karasik, A. & Laakso, M. (2002). Acarbose for prevention of type 2 diabetes mellitus: the STOP-NIDDM randomised trial. *The Lancet, 359*(9323), 2072–2077. https://doi.org/10.1016/S0140-6736(02)08905-5

DDG. (2020). *Deutscher Gesundheitsbericht Diabetes 2021. Die Bestandsaufnahme.* Mainz: Kirchheim.

DGE. (2000). *Wasser. Wasserbilanz (ml/Tag) des Erwachsenen.*

DGE. (2015). *D-A-CH-Referenzwerte für die Nährstoffzufuhr* (2. Aufl.). Neustadt an der Weinstraße: Neuer Umschau Buchverl.

Hien, P., Böhm, B., Claudi-Böhm, S., Krämer, C. & Kohlhas, K. (2013). *Diabetes-Handbuch.* Berlin, Heidelberg: Springer Berlin Heidelberg. https://doi.org/10.1007/978-3-642-34944-7

Hoffmann, R. (Hrsg.). (2011). *Leitfaden Prävention Diabetes. EU-Projekt IMAGE: deutsche Fassung - Prävention des Typ-2-Diabetes mellitus* (1. Aufl.). München: Ed. Lipp.

Jacobs, E., Hoyer, A., Brinks, R., Icks, A., Kuß, O. & Rathmann, W. (2017). Healthcare costs of Type 2 diabetes in Germany. *Diabetic Medicine: A Journal of the British Diabetic Association, 34*(6), 855–861. https://doi.org/10.1111/dme.13336

Kähm, K., Laxy, M., Schneider, U., Rogowski, W. H., Lhachimi, S. K. & Holle, R. (2018). Health Care Costs Associated With Incident Complications in Patients With

Type 2 Diabetes in Germany. *Diabetes Care, 41*(5), 971–978. https://doi.org/10.2337/dc17-1763

Kähm, K., Stark, R., Laxy, M., Schneider, U. & Leidl, R. (2019). Assessment of excess medical costs for persons with type 2 diabetes according to age groups: an analysis of German health insurance claims data. *Diabetic Medicine: A Journal of the British Diabetic Association, 37*(10), 1752–1758. https://doi.org/10.1111/dme.14213

Kivimäki, M., Vahtera, J., Tabák, A. G., Halonen, J. I., Vineis, P., Pentti, J. et al. (2018). Neighbourhood socioeconomic disadvantage, risk factors, and diabetes from childhood to middle age in the Young Finns Study: a cohort study. *The Lancet Public Health, 3*(8), e365-e373. https://doi.org/10.1016/S2468-2667(18)30111-7

Köster, I., Schubert, I. & Huppertz, E. (2012). Fortschreibung der KoDiM-Studie: Kosten des Diabetes mellitus 2000–2009. *Deutsche medizinische Wochenschrift, 137*(19), 1013–1016. https://doi.org/10.1055/s-0032-1304891

Lindström, J., Peltonen, M., Eriksson, J. G., Ilanne-Parikka, P., Aunola, S., Keinänen-Kiukaanniemi, S. et al. (2013). Improved lifestyle and decreased diabetes risk over 13 years: long-term follow-up of the randomised Finnish Diabetes Prevention Study (DPS). *Diabetologia, 56*(2), 284–293. https://doi.org/10.1007/s00125-012-2752-5.

Pan, X. R., Li, G. W., Hu, Y. H., Wang, J. X., Yang, W. Y., An, Z. X. et al. (1997). Effects of diet and exercise in preventing NIDDM in people with impaired glucose tolerance. The Da Qing IGT and Diabetes Study. *Diabetes Care, 20*(4), 537–544. https://doi.org/10.2337/diacare.20.4.537

RKI (Hrsg.). (2019). *Diabetes in Deutschland. Bericht der Nationalen Diabetes-Surveillance 2019.* Berlin: Robert Koch-Institut.

Schöffski, O. & Schulenburg, J.-M. von der (Hrsg.). (2012). *Gesundheitsökonomische Evaluationen* (4., vollst. überarb. Aufl.). Berlin: Springer.

Stadler, M., Fröhlich-Reiterer, E. & Prager, R. (2016). Typ 2 Diabetes mellitus – Screening und Prävention. *Wiener klinische Wochenschrift, 128*(2), 41–44. https://doi.org/10.1007/s00508-016-0971-3

WHO (WHO, Hrsg.). (2003). *WHO global strategy on diet, physical activity and health. European regional consultation meeting report.* Zugriff am 17.11.2021. Verfügbar unter: https://www.who.int/dietphysicalactivity/media/en/gscon_cs_report_euro.pdf

3 Abbildungs- und Tabellenverzeichnis

3.1 Abbildungsverzeichnis

3.2 Tabellenverzeichnis

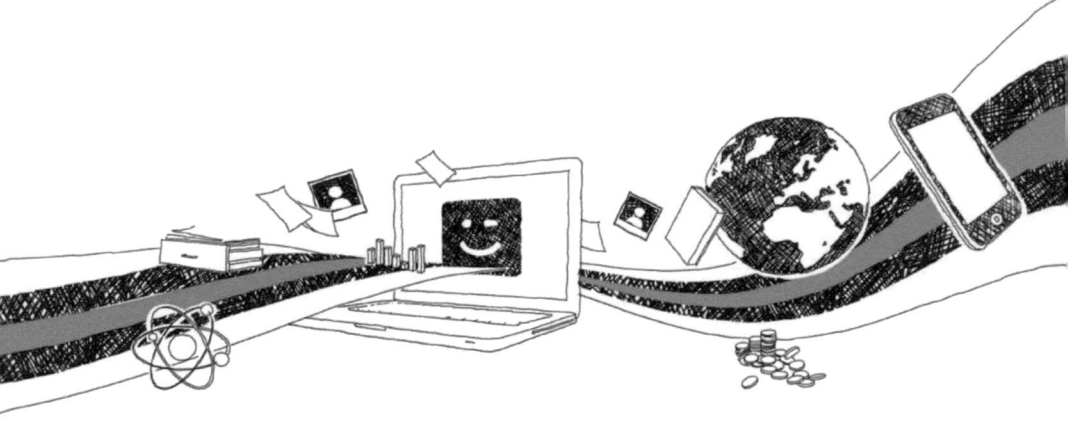
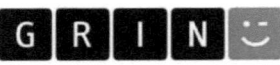